ÉTUDE

SUR LA

PATHOGÉNIE DES ABCÈS FÉTIDES

PAR

ARTHUR-AUGUSTE PICHANCOURT

Docteur en médecine de la Faculté de Paris.
Ex-interne des hôpitaux et lauréat de l'École de médecine de Reims
Médaille de bronze (1876-1877); médaille d'argent (1877-78);
Médaille d'argent (1878-79)

PARIS
A. PARENT, IMPRIMEUR DE LA FACULTÉ DE MÉDECINE
A. DAVY, successeur
RUE MONSIEUR-LE-PRINCE, 29-31

1883

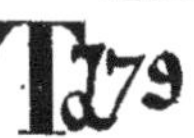

ÉTUDE

SUR LA

PATHOGÉNIE DES ABCÈS FÉTIDES

ÉTUDE

SUR LA

PATHOGÉNIE DES ABCÈS FÉTIDES

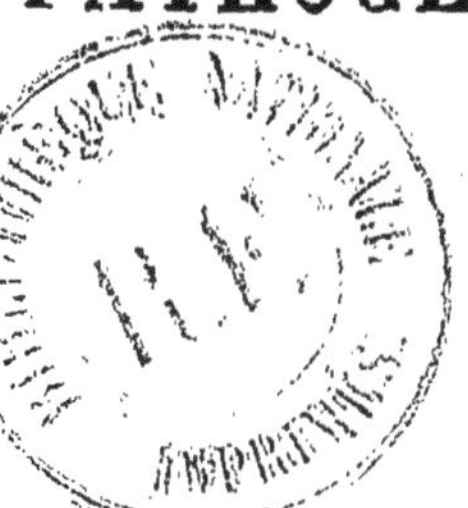

PAR

ARTHUR-AUGUSTE PICHANCOURT

Docteur en médecine de la Faculté de Paris.

Ex-interne des hôpitaux et lauréat de l'École de médecine de Reims

Médaille de bronze (1876-1877) ; médaille d'argent (1877-78) ;

Médaille d'argent (1878-79)

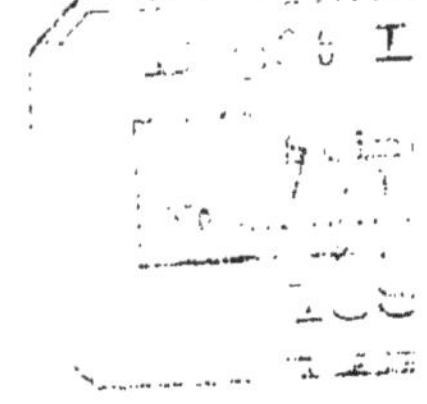

PARIS

A. PARENT, IMPRIMEUR DE LA FACULTÉ DE MEDECINE

A. DAVY, successeur

RUE MONSIEUR-LE-PRINCE, 29-31

1883

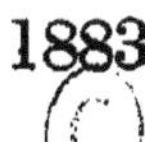

A MA FAMILLE

A MES AMIS

A MON PRÉSIDENT DE THÈSE

M. LE PROFESSEUR VERNEUIL

Professeur de clinique chirurgicale à la Faculté de médecine de Paris.
Membre de l'Académie de médecine.
Officier de la Légion d'honneur.

A MES MAITRES DE L'ÉCOLE DE REIMS

ETUDE

SUR LA

PATHOGÉNIE DES ABCÈS FÉTIDES

L'abcès, que nous définirons une cavité close de toutes parts contenant du pus, est un processus morbide que le chirurgien est souvent appelé à traiter. Bien que la fréquence de cette affection en fasse presque une banalité, nous croyons que cette question présente encore des points intéressants à étudier.

Si l'abcès se rencontre souvent, il faut bien avouer que rarement il affecte la même forme, le même siège, les mêmes rapports, la même étendue, la même profondeur; il peut prendre naissance dans toute espèce de tissu, il n'est pas d'organe dans lequel il ne soit capable d'apparaître ; il peut donner lieu aux phénomènes les plus bizarres, les plus complexes, les plus inattendus ; si, le plus souvent, il se laisse facilement découvrir, n'arrive-t-il pas parfois qu'il déroute la sagacité du clinicien le plus habile, que l'organe qui le contienne soit difficilement accessible par le toucher, que ses fonctions soient peu connues ou très délicates ?

Dira-t on que l'abcès, si souvent bénin, ne puisse être dangereux ? Ou il peut détruire un tissu indispensable à la vie, ou, par la résorbtion des produits qui le constituent, il peut déterminer une fièvre rapidement mortelle.

Le contenu des abcès est, en effet, aussi variable que ses causes : tantôt l'on y rencontre un pus crémeux, louable, consistant, dit de bonne nature ; tantôt, au contraire, le pus est mal lié, sanieux, ichoreux, d'une couleur sale et exhale *une odeur excessivement fétide*. D'où vient encore cette variété dans le contenu ? C'est ce que nous nous proposons d'étudier dans ce travail, que nous diviserons en trois parties.

Dans la première partie, nous passerons en revue les différents abcès fétides de l'économie.

Dans la seconde partie, nous traiterons de l'abcès fétide en général.

La troisième partie sera consacrée à une étude sur le pus fétide.

Que notre président, M. le professeur Verneuil, reçoive l'expression de la reconnaissance de son élève, car c'est aux leçons de ce maître que nous avons puisé les éléments de cette étude.

Nous adresserons aussi nos remerciements à notre excellent ami M. Launois, interne des hôpitaux, dont les conseils nous ont été si utiles.

PREMIÈRE PARTIE

Des abcès fétides en particulier.

Pour nous guider au milieu de la grande variété des abcès fétides, un ordre méthodique est nécessaire. Nous pourrions, imitant la division que Chassaignac a suivie dans son Traité de la suppuration, procéder comme il le dit lui-même *a capite ad calcem*; mais cette classification, purement topographique, n'aurait que peu de raison d'être ici, où nous avons cherché à former des groupes d'origine identique.

Notre division des abcès fétides, au point de vue de leurs causes, division qui, sans doute, n'est pas parfaite, mais qui nous a paru se rapprocher le plus de la vérité, comprendra quatre classes :

Dans la première, nous rangerons les abcès fétides de cause extérieure; dans la seconde, nous placerons les abcès dont la fétidité est due à leur siège dans le voisinage d'organes producteurs de liquides ou de gaz.

Dans la troisième, nous énumérerons les abcès fétides que l'on rencontre dans les affections générales graves à forme aiguë, dites infectieuses.

Dans la quatrième et dernière, nous mentionnerons les abcès fétides survenant dans le cours de maladies générales revêtant la forme chronique.

PREMIÈRE CLASSE

Des abcès fétides de cause extérieure.

Les abcès fétides de cause extérieure sont fréquents ; s'ils ne sont pas souvent remarqués, cela tient à ce que leurs causes ont, la plupart du temps, peu d'importance ; ce sont généralement des corps aigus malpropres, tels que clous, épingles, échardes de bois, etc., qui les produisent ; tantôt ils sont dus a des projectiles; la contusion peut en être la cause déterminante. Nous mentionnerons encore les piqûres anatomiques qui peuvent se borner à la production d'abcès fétides, et les solutions pour injections hypodermiques, solutions dans lesquelles les parasites peuvent se produire avec une rapidité remarquable.

Nous rapporterons quelques observations à l'appui de cette étiologie.

OBSERVATION I.

Abcès fétide de la région dorsale s'étant développé huit ans après un coup de feu. Incision. Extraction de la balle. Mort.

En novembre 1878, M. le professeur Verneuil rapporte l'observation suivante d'un malade qu'il a observé dans sa clientèle : Il s'agit d'un homme de 32 ans qui, en 1870, au siège de Metz, reçut un coup de feu dans la région dorsale. Toutes les tentatives d'extraction de la balle échouèrent à cette époque. Jusque dans le courant d'octobre 1878, cette personne n'avait éprouvé aucune gêne, aucun malaise, lorsque, tout à coup, elle fut prise de fièvre et se plaignit de douleurs dans la région dorsale. M. Verneuil, demandé, constata dans cette région une tumeur chaude, fluctuante. Une incision est faite, qui donne issue à un pus très fétide. La balle est extraite. Le malade a succombé.

Le pus provenant de cet abcès a été examiné par le chef du laboratoire de la clinique, M. Nepveu, qui y a trouvé des *microphytes* en grande quantité (1).

OBSERVATION II (personnelle).

Panaris du pouce droit par piqûre d'os. Pus très fétide.

Le 10 juillet 1882, le nommé B..., garçon de boucherie à l'hôpital des Enfants-Malades, se présenta à nous pour un panaris du pouce droit. Ce panaris, tout à fait superficiel, date de quatre jours ; il a été produit par une piqûre d'os. Le malade se plaint de douleurs très vives depuis la veille. Nous donnons issue au contenu de cet abcès : il sort quelques

(1) Nepveu. Mémoires de chirurgie. Paris, 1880, p. 18.

gouttes d'un liquide épais, visqueux, d'un blanc jaunâtre, mais d'une fétidité remarquable.

Lavage phéniqué. Pansement phéniqué. Guérison au bout de quelques jours.

Cette fétidité nous frappe d'autant plus que, quelques minutes auparavant, un de nos camarades avait ouvert un panaris spontané à un enfant, et que le pus n'avait aucune odeur.

OBSERVATION III (personnelle).

Au mois de septembre dernier, nous vîmes, à la campagne, une femme L... qui, en marchant nu-pieds dans sa cour malpropre, se sentit tout à coup piquée au pied gauche par une longue épine qu'elle nous présenta. Cette femme souffre beaucoup, le pied est tuméfié et la voûte présente un aspect phlegmoneux; il y a de la fièvre. Au niveau de la piqûre à peine perceptible, la malade accuse une douleur très vive; nous constatons de la fluctuation; une ouverture est faite, qui donne issue à une petite quantité de pus mal lié et fétide.

Lavages phéniqués. Cataplasmes émollients. Au bout de six jours, tous les accidents avaient disparu.

OBSERVATION IV.

(Obs. III de la thèse de Couvreur. Des abcès hématiques, Paris, 1861).
Abcès hématique de la jambe gauche. Contenu fétide.

B... (Laurent), âgé de 58 ans, journalier, entre

à la Charité le 5 novembre 1856 dans le service de M. Velpeau.

Cet homme, d'une assez chétive constitution, a fait une chute sur le pavé huit jours avant son entrée à l'hôpital ; c'est la face externe de la jambe gauche qui a porté contre le bord du trottoir. Rien ne s'est manifesté le jour même sur le point contus ; le malade a pu vaquer à ses occupations ; il n'y a eu qu'une ecchymose accompagnée d'une légère tuméfaction peu douloureuse. Deux jours après l'accident, la peau est devenue rouge, un peu douloureuse, la tumeur a augmenté de volume, il entre à l'hôpital.

On constate au tiers inférieur de la face externe de la jambe gauche, une tumeur de la grosseur d'une noix environ ; cette tumeur est fluctuante.

M. Velpeau fait immédiatement une incision ; il sort par la plaie un pus rouge, mêlé à quelques petits grumeaux assez mal liés, on y trouve aussi quelques caillots noirâtres ; le pus a une odeur fétide.

Dans sa Thèse sur la contusion, Velpeau rapporte deux cas d'abcès hématiques des grandes lèvres dont le pus était très fétide.

Chassaignac cite l'observation d'un homme qui avait reçu un coup de pied de cheval à la partie externe et moyenne de la cuisse. Ce coup détermina un abcès hématique, contenant un pus d'une odeur repoussante.

Broca dit que dans les abcès anévrysmatiques on trouve fréquemment les caractères d'une putréfaction avancée.

Lawrence dit avoir vu des liquides fétides s'échapper d'un anévrysme inguinal suppuré, ouvert trente-trois jours après la ligature.

Dans un cas semblable rapporté par Abernethy, le pus était dans un tel état de putréfaction qu'il colora en noir les instruments d'argent avec lesquels on le mit en contact.

DEUXIÈME CLASSE.

Des *Abcès fétides ayant leur siège dans le voisinage d'organes producteurs de liquides ou de gaz.*

Cette classe d'abcès fétides est la plus nombreuse et la mieux connue. De tous temps les chirurgiens ont ouvert des abcès fétides, soit de la paroi abdominale, soit surtout de la marge de l'anus. Aussi les observations en sont-elles nombreuses. Nous ne voulons pas rapporter toutes celles que nous avons pu lire ou recueillir; l'énumération en serait trop longue et par cela même fastidieuse.

Nous avons fait un choix, et nous dirons, avec bon nombre de chirurgiens tout d'abord, que *le voisinage d'organes producteurs de liquides ou de gaz n'est pa fatalement la cause de la fétidité du pus*, il est même des cas où cette fétidité n'existe nullement.

Dans le chapitre que nous réservons à la pathogénie, nous chercherons à en expliquer le pourquoi.

Les organes producteurs de gaz ou de liquides sont nombreux dans l'économie, et leur contact, toujours si intime, ne nous permet pas de subdiviser cette classe en deux groupes : 1° groupe d'abcès fétides voisins d'organes producteurs de gaz; 2° groupe d'abcès fétides voisins d'organes producteurs de liquides. Cette division serait trop mathématique et nullement en rapport avec la vérité.

Nous ne suivrons pas non plus l'ordre topographique qui serait trop arbitraire, mais l'ordre physiologique, groupant autour de l'appareil, concourant à une même fonction, les abcès sur le contenu desquels il peut influer soit par ses gaz, soit par ses liquides, soit par tous les deux réunis.

Nous commencerons par l'appareil digestif, la marche naturelle de l'aliment nous indiquant la route à suivre.

Nous signalerons d'abord la fétidité des abcès des gencives, sans qu'il y ait altération des os, ni carie des dents. Cette variété est signalée par Velpeau (1).

Les abcès des amygdales, de la voûte palatine, du voile du palais, de la langue, contiennent également du pus fétide (2).

Les abcès rétro-pharyngiens, parfois si graves, peuvent contenir un pus d'une odeur très nauséabonde, et d'un goût presque fécaloïde.

Nous terminerons cette rapide énumération des abcès fétides des parties supérieures de l'appareil digestif, en rapportant deux observations d'abcès de la région parotidienne, que nous avons recueillies dans le service du Dr Galliet, pendant notre internat à l'Hôtel-Dieu de Reims.

(1) Clinique chirurgicale, t. III, p. 371.
(2) Chassaignac. Traité de la suppuration

OBSERVATION V (personnelle).

Le nommé L..., berger, 26 ans, se présente à la consultation, le 11 février 1879. On constate dans la région parotidienne gauche une tumeur peu volumineuse, chaude, fluctuante. Les mouvements d'abaissement et d'élévation de la mâchoire se font avec facilité. En pressant sur cette tumeur qui est peu douloureuse, on ne fait pas sourdre de pus dans le canal de Sténon. L'abcès donne écoulement à un pus louable, sans odeur.

OBSERVATION VI (personnelle).

X..., manouvrier, 40 ans, entre à l'Hôtel-Dieu de Reims, le 20 mars 1879, salle Saint-Jean, n° 38. Tout le côté droit de la face est tuméfié, il peut à peine ouvrir la bouche, ses dents sont cariées pour la plupart, il chique habituellement. Depuis six jours, il éprouve, dans le côté droit de la face, des douleurs qu'il attribue à un refroidissement. Nous constatons dans la région parotidienne de ce côté, une tumeur volumineuse, chaude, fluctuante. L'haleine du malade est horriblement fétide, en pressant sur la tumeur on fait sortir quelques gouttes de pus par le canal de Sténon. Le malade a de la fièvre, de l'anorexie. L'abcès est ouvert, il s'écoule un pus sanieux, dont la fétidité ne peut être comparée qu'à celle de l'haleine. Soulagement immédiat.

Lavages phéniqués. Cataplasmes phéniqués. Gargarisme au chlorate de potasse.

Le malade sort guéri le 6 mars.

Rappelons enfin une observation empruntée à Chassaignac (1). (Obs. 362.)

OBSERVATION VII.

G..., 38 ans, gaveur de pigeons, entre à l'hôpital Lariboisière le 9 novembre 1856. Ce malade se présente avec un vaste abcès siégeant dans la région parotidienne gauche, au niveau de l'angle inférieur de la mâchoire. Ce malade n'a pas de dents cariées, point d'encapuchonnement de la dernière dent molaire, point d'oblitération du canal de Sténon.

L'abcès ouvert donna issue à un pus épais, verdâtre et d'une odeur alliacée, suffocante.

Chassaignac rapporte encore six observations d'abcès de la région parotidienne (obs. 356, 357, 358, 359, 360, 361). Dans ces six cas, on a obtenu un pus de bonne nature. Ces abcès, dit-il, étaient superficiels.

Les abcès que l'on rencontre le plus fréquemment dans le voisinage du reste du tube digestif, sont les abcès de la paroi abdominale et les abcès voisins de l'anus.

Chassaignac parle de la fétidité particulière des

(1) Chassaignac. Loc. cit.

abcès de l'abdomen, fétidité qu'il désigne sous le nom d'odeur de transsudation. Il en rapporte une observation (obs. 496).

Velpeau (1) les signale également, et il nous fait part de la terreur éprouvée par certains chirurgiens, pour lesquels cette fétidité était un indice certain d'une perforation intestinale. Ces cas peuvent se présenter dans les abcès stercoraux, par exemple, mais ils sont relativement rares et la fétidité peu exister en dehors de toute lésion intestinale.

Il en est de même pour les abcès voisins de l'anus, fétides dans la majorité des cas. Plusieurs cas de non fétidité sont rapportés par divers chirurgiens ; il s'agissait alors d'abcès peu volumineux, et ouverts de bonneheure.

Abcès fétides situés dans le voisinage de l'appareil respiratoire. — Nous commencerons cette série en rappelant le cas du fils de J.-L. Petit, qui succomba à un abcès de l'aisselle. Cet abcès avait perforé la paroi thoracique, et communiquait avec la plèvre. Lorsqu'on en fit l'ouverture, il en sortit un pus horriblement fétide.

Henry Smith (2) rapporte l'observation suivante d'un abcès consécutif du médiastin.

« Il s'agit, dit-il, d'un jeune homme de 25 ans, entré à l'hôpital pour un chancre du gland et une

(1) Velpeau. Clinique chirurgicale, t. III.
(2) Hen y Smith (The Lancet, VII, p. 195, 1871).

vaste ulcération phagédénique de la verge et du scrotum. Il se plaignait en même temps de difficultés de la miction. On pratiqua l'uréthrotomie interne et on la fit suivre trois fois du cathétérisme dilatateur. C'est dans ces conditions que le malade a un premier frisson. Il se déclare alors un abcès du médiastin, qui donne issue à un pus sanieux et fétide. »

Henry Smith n'en dit pas davantage; nous reviendrons, du reste, plus loin sur cette observation qui pourrait être rangée dans une autre classe, les causes de la fétidité nous paraissant complexes dans ce cas.

Les épanchement pleurétiques peuvent aussi être constitués par du pus fétide. Sédillot a rapporté vingt-neuf cas d'épanchements purulents ou séro-purulents, pour lesquels on avait dû pratiquer l'opération de l'empyème. Onze fois la fétidité du pus a été notée. Elle serait due pour lui à deux causes : d'une part à l'intensité de l'inflammation, d'autre part à la rétention du pus dans le foyer.

Il peut arriver aussi que des pleurésies avec épanchement considérable aient nécessité la thoracentèse. On retire une certaine quantité de liquide séreux; l'épanchement se reproduit, devient purulent et fétide, bien que la première opération ait été faite avec toutes les plus grandes précautions.

Les abcès de la région thoracique, comprennent aussi ceux de la glande mammaire.

Chassaignac (1) y consacre plusieurs pages et dis-

(1) Chassaignac. Loc. cit., t. II.

cute, relativement à la pathogénie, les théories de Velpeau qui en a fait un chapitre spécial, sous le titre d'*abcès fétides et gazeux.*

J'ai vu, dit Velpeau (1), des abcès fétides, des abcès avec gargouillement dans le sein de femmes exemptes de toute maladie pulmonaire, de toute perforation du thorax, de toute altération des os.

Il rapporte à ce sujet l'observation suivante (obs. LXIII, page 143). « Une femme âgée de 30 ans, accouchée depuis trois semaines, entre à la Charité avec un abcès. D'une constitution ni excellente, ni absolument mauvaise, cette femme avait essayé de nourrir pendant une dizaine de jours. L'abcès avait tous les caractères d'un foyer sous-mammaire venu du parenchyme glanduleux, du volume du poing environ, il proéminait en dehors et en bas de la mamelle. Au moment où j'en fis l'ouverture avec le bistouri, il en sortit à peu près un verre de pus, d'une odeur tellement infecte, que les élèves se retirèrent tous du lit de la malade. Cet abcès était évidemment idiopathique, sans aucune fusée, sans aucune communication avec la poitrine et la guérison radicale ne s'en fit pas plus attendre que s'il se fut agi de tout autre abcès phlegmoneux sous-mammaire. »

Abcès développés au pourtour des organes génito-urinaires. — Les abcès périnéphrétiques, les abcès de la prostate, les abcès de la verge, contiennent

(1) Velpeau. Traité des maladies du sein. Paris, 1858.

un pus d'une odeur particulière, dite urineuse. Chassaignac rapporte (obs. 552) encore une observation d'abcès périnéal par cause directe, contenant un pus d'odeur urineuse sans qu'il y ait eu de lésion constatée du canal de l'urèthre.

Nous terminerons ce chapitre, en parlant de l'inflammation du psoas, inflammation qui se termine souvent par suppuration.

Dans ce cas, le liquide contenu dans le foyer se présente sous des aspects variables. Par exception (Cloquet), c'est un véritable pus phlegmoneux, blanc, crémeux, inodore, plus souvent le pus est gris et fétide (Dance).

TROISIÈME CLASSE

Des abcès fétides que l'on rencontre dans les maladies générales graves à forme aiguë, dites infectieuses.

Cette classe comprend une série de faits très intéressants. C'est là que nous rencontrons des abcès fétides ayant une cause et une situation particulières. Ces abcès peuvent se former dans toute espèce de tissu, dans toute espèce d'organe. Le voisinage des cavités muqueuses ne paraît jouer aucun rôle dans leur fétidité ; ils en sont parfois même très éloignés.

Nous énumérerons seulement ici les maladies dans lesquelles on rencontre ces abcès, nous réservant d'exposer plus loin leur pathogénie.

Nous reproduisons d'abord une observation que nous avons recueillie à l'Hôtel-Dieu de Reims, dans le service de M. le Dr Harman.

OBSERVATION VIII (personnelle).

Abcès multiples. Un seul fétide. Guérison.

Louise B..., âgée de 5 ans, entre à l'Hôtel-Dieu de Reims, le 4 août 1882, salle Sainte-Marie, n° 10.

Cette enfant a été élevée au biberon. Elle n'est jamais bien portante. Pendant sa seconde et sa troisième année, elle a eu très souvent de la diarrhée. Elle avait de la lienterie. Son appétit est toujours très bon.

Au moment où nous la voyons, ses parents nous disent que depuis huit jours environ, l'enfant remue difficilement le bras gauche : elle se plaint d'une douleur très vive dans la région de l'omoplate ; elle dit avoir reçu un coup. Elle a un peu de fièvre.

Nous voyons une tumeur assez volumineuse, siégeant sur le bord axillaire de l'omoplate. Cette tumeur paraît fluctuante. Avec un trocart capillaire, on constate la présence du pus. Une incision est faite qui donne issue à une grande quantité de liquide blanc, crémeux, sans odeur. On ne sent pas de dénudation de l'omoplate.

Lavage de la poche, drain, cataplasmes.

Le 5. L'enfant se trouve mieux, pas de fièvre, appétit, sommeil.

Le 6. L'abcès ne suppurant plus on ôte le drain.

Le 10. L'enfant se plaint d'une douleur vive au niveau des fausses côtes, du côté gauche. Elle accuse également de la douleur à la fesse gauche. Elle ne peut étendre la jambe gauche.

On constate la présence de deux nouveaux abcès qui sont ouverts immédiatement et pansés comme le premier.

Ces abcès suppurent peu, le 15 on retire les drains.

L'enfant paraît bien portante, elle n'a plus de fièvre et mange bien.

Le 20. L'enfant est prise dans l'après-midi, de frissons et de fièvre.

Le 21. Nouvel accès. On ordonne du sulfate de quinine pour le lendemain.

Le 28. La quinine n'ayant pas été donnée l'accès revient. L'enfant a beaucoup de fièvre (39°). Elle se plaint de douleurs dans la jambe droite qu'elle ne peut étendre que très difficilement.

On constate que la région fessière droite est tuméfiée, élargie, chaude, douloureuse. La fluctuation étant peu manifeste, on attend. Cataplasmes.

Le 30. L'enfant est prise de diarrhée très fétide. Elle s'anémie et refuse toute nourriture.

Le 31. L'abcès est ouvert, il en sort un pus mal lié, mêlé de sang, et exhalant une odeur d'hydrogène sulfuré. Lavages phéniqués, drain, cataplasmes phéniqués.

Le 1er septembre. L'enfant mange un peu.

Le 5. L'abcès ne suppurant plus, on ôte le draiu. L'enfant est soumise à un régime tonique. Huile de foie de moruc.

Elle sort guérie le 24 septembre.

M. Robin a signalé le pus fétide dans la variole confluente. Nous reproduirons plus loin une observation d'abcès fétide dans la fièvre typhoïde.

Domec (1) signale dans la pneumonie infectieuse

(1) Domec. Thèse Paris, 1877.

des infarctus puriformes ayant leur siège dans le cerveau, le foie, la rate, les reins. Ces foyers, dit-il, peuvent avoir une odeur fétide, comme gangréneuse.

Ball et Krishaber (1), parlant des abcès du cerveau, disent que dans un quart des cas le pus est signalé comme sale, vineux, ou de couleur chocolat, verdâtre, visqueux, floconneux, fétide, mal lié. Six fois ils ont trouvé que le pus avait l'odeur fétide, quatre fois la mort était due à une endocardite septique.

Kiéner et Christot signalent des abcès fétides dans la morve et le farcin.

Les bubons de la peste contiennent généralement du pus fétide. Le pus des abcès se montre encore fétide chez les sujets porteurs d'une plaie (Chauvel Nepveu).

D'après Gaspard, trois causes de même genre, quoique de nature différente, peuvent se retrouver à l'origine de toutes les maladies putrides, dans lesquelles on peut rencontrer des abcès fétides.

1° Diathèse putride particulière, spontanée, constitutionnelle : scorbut, charbon, pustule maligne, certaines fièvres adynamiques ;

2° Absorption de substances putrides : typhus, dysenteries putrides, fièvres d'amphithéâtre d'anatomie, ergotisme fébrile, intoxication par morsure de reptiles ;

(1) Ball et Krishaber. Art. Cerveau. Dict. encyclopédique.

3° Chaleur atmosphérique tendant à putréfier l'économie animale : peste, fièvre jaune, choléra.

Dans les phlébites et les lymphangites infectieuses on rencontre aussi des abcès fétides,

Dans sa thèse, Domec (1) rapporte une observation d'abcès fétide du coude, consécutif à une fracture du cubitus datant de quatre mois.

Dans les suites de couches pathologiques, dans l'érysipèle on rencontre parfois aussi des abcès et des adénites à contenu fétide.

(1) Domec. De l'infection purulente sans plaies exposées. Thèse Paris, 1877.

QUATRIÈME CLASSE.

Abcès fétides survenant dans le cours de maladies générales revêtant la forme chronique.

Dans cette classe, nous rangerons les abcès fétides que l'on rencontre chez les scrofuleux, les tuberculeux, les diabétiques, et dans les cachexies en général.

Grancher (1) parlant de l'adénite scrofuleuse dit : « Cette tumeur souvent se ramollit, subit une fonte caséeuse ou purulente.... La peau s'amincit, devient violacé, et finit par se perforer, laissant sortir un liquide purulent, le plus souvent mal lié et de mauvaise odeur. »

Chassaignac signale la fétidité des abcès chez les scrofuleux et les tuberculeux.

Velpeau (2) rapporte l'observation d'une jeune fille de 19 ans, pâle, lymphatique, qui avait au côté interne de la mamelle droite un abcès tuberculeux qui offrit comme caractère particulier « que le pus était très odorant, tout à fait infect. »

(1) Grancher. Art. Scrofule. Dict. encyclopédique.
(2) Velpeau. Traité des maladies du sein. Paris, 1858, p. 138.

Dans le diabète la fétidité des abcès n'est pas rare.

Fonceca dit avoir observé chez les diabétiques un pus très fluide, d'une couleur marron, d'une odeur de miel fermenté.

On sait que la gangrène se produit fréquemment chez ces malades.

Delpech (1) signale, chez des individus déjà affaiblis par l'âge, les privations ou la maladie, des abcès froids, contenant du pus de bonne apparence, mais d'une odeur fétide. Le pronostic dans ces cas est pour lui très grave.

(1) Delpech. De la suppuration, de sa source et de ses conséquences. Paris, 1829.

DEUXIÈME PARTIE

De l'abcès fétide en général.

Les abcès fétides ont été signalés par tous les chirurgiens dès la plus haute antiquité ; leurs observations portent principalement sur les abcès voisins de l'anus ; ils croient y retrouver les matières fécales, qui n'ayant pu sortir par le rectum, auraient traversé l'intestin et se seraient frayé une autre route. Il est vrai que ces cas peuvent se présenter, lorsqu'un corps étranger, par exemple, introduit dans le rectum. perfore l'intestin, mais le plus souvent l'intestin est intact et la fétidité a d'autres causes comme on le verra plus loin.

A une explication mécanique, Galien en substitue une plus rationnelle et très scientifique pour son époque, lorsqu'il dit que la fétidité est due « à la décomposition des humeurs en stagnation, exposées sans s'évaporer à une température élevée. »

S'il est vrai que souvent l'idée précède le fait, nous en avons ici une nouvelle preuve : Galien ne pouvait connaître la constitution chimique du pus, mais l'observation lui avait montré que sous l'influence d'une température élevée, les humeurs pouvaient s'altérer, se décomposer comme il le dit, et cela d'autant plus facilement, lorsqu'elles étaient stagnantes, c'est-à-dire, fixées dans quelque organe, ce qui pour lui rendait leur évaporation impossible, Si la chaleur joue un rôle considérable dans la production des phénomènes chimiques, la stagnation peut aussi être une cause de fétidité, non pas parce que l'évaporation est impossible, Galien entendait sans doute par là l'absorption ou la résorbtion, mais parce qu'elle donne aux phénomènes chimiques le temps de se produire,

Nous trouvons dans Dupuytren une idée analogue, c'est lorsqu'il parle de la membrane pyogénique des abcès froids ; il dit :

« La membrane interne des abcès chroniques anciens et volumineux, mérite une attention particulière. C'est un organe nouveau qui prend rang dans l'économie vivante, qui sécrète, absorbe, est quelquefois doué d'une sensibilité manifeste et peut, dans certaines conditions, être influencé par l'état des principaux viscères et réagir à son tour sur le reste de l'organisme. De toutes les propriétés de cette membrane, les plus remarquables sont l'absorption et la sécrétion continuelle du pus contenu dans la cavité qu'elle limite : de là résulte le renouvellement incessant de ce liquide. Soit par suite de ce renouvellement continuel, soit par toute autre cause, la matière de l'abcès peut séjourner au milieu de notre corps pendant des mois sans éprouver d'altération sensible, tandis qu'elle subirait dans l'espace de quelques jours une *décomposition putride* si elle était enfermée dans un vase inerte. »

La membrane pyogénique n'étant plus admise aujourd'hui comme organe spécial tout au moins par les histologistes, la théorie ingénieuse de Dupuytren disparaît en partie ; il reste en effet une idée que nous développerons plus loin, c'est l'influence de l'état des principaux viscères, sur les modifications du pus. De plus Dupuytren n'envisage que les abcès froids.

Bérard (1) avait constaté l'existence d'abcès fétides d'emblée et d'abcès fétides consécutifs. « Tantôt, dit-il, le pus se montre fétide dans les collections qui n'ont pas été mises en communication avec l'air atmosphérique, de sorte que l'on constate cette altération du pus au moment où l'on pratique l'ouverture de l'abcès; tantôt le pus s'est écoulé parfaitement inodore au moment de la première ponction, mais celui qui a été sécrété plus tard a contracté une odeur fétide. » Et plus loin : « La règle est que le pus demeure complètement inodore tant que l'air n'a pas pénétré dans le foyer qui le recèle.

Pourquoi y a-t-il des abcès fétides d'emblée pourquoi l'air altère-t-il le pus ? C'est ce que Bérard ne nous dit pas?

L'air pour lui serait surtout la cause de la fétidité : « et si les abcès sous-cutanés ne sont pas fétides, cela

(1) Bérard. Dict. en 30 volumes, t. XXVI, Art. Pus, 1842.

tient à ce que l'air ne peut traverser la couche cornée épidermique. »

Quoi qu'il en soit de ces généralités sur la pathogénie de l'abcès fétide, nous allons reprendre la pathogénie de chacune des classes exposées dans la première partie de ce travail.

Nous ne nous occuperons pas spécialement de l'anatomie macroscopique ou microscopique de cette variété d'abcès ; nous la rappellerons cependant en quelques mots lorsqu'elle sera nécessaire à l'intelligence du sujet.

PREMIÈRE CLASSE.

1. *Abcès par contusion, dit hématique.*

La contusion, lorsqu'elle est violente, produit la rupture des vaisseaux et amène des décollements plus ou moins considérables, il en résulte la formation d'une cavité et l'épanchement de sang dans cette cavité. De plus la contusion (Velpeau) devient la cause d'un travail inflammatoire dont le résultat est le pus. Le contenu de l'abcès hématique est donc double : sang extravasé, pus. Ce sang, étant immobilisé dans une région chaude subit rapidemenl des altérations, altérations qui se produisent d'autant plus vite qu'il est en contact avec des éléments chimiques différents de ceux qui le composent. De plus les parties situées au pourtour de l'abcès ayant été violemment contusionnées, peuvent se gangrener.

Les termes putréfaction et gangrène devant revenir souvent dans le cours de ce chapitre, pour éviter toute confusion, nous en croyons une définition nécessaire. Cette définition nous l'empruntons à M. Pasteur.

« La putréfaction est une fermentation complexe et variable avec les matières en décomposition et les conditions où elles sont placées, mais elle ne saurait s'accomplir hors de la présence de *ferments figurés*.

« La gangrène n'est que l'état d'un organe ou d'une partie d'organe conservé malgré la mort à l'abri de la putréfaction et dont les liquides et les solides réagissent *chimiquement* ou *physiquement* les uns sur les autres, en dehors et en l'absence des actes normaux de la nutrition. »

La chimie et le microscope pouvaient seuls nous faciliter la solution du problème, en donnant aux théories de la physiologie pathologique une base solide et sûre.

Cette digression nécessaire terminée, nous reprenons le cours de notre sujet.

2. *Abcès produit par des corps étrangers.*

La fétidité des abcès produits par des corps aigus malpropres s'explique facilement. Ces corps malpropres, introduisent dans les tissus des substances étrangères, végétales ou animales, le pus se forme, se collecte et se trouve en contact avec des matières déjà en voie de décomposition, ou encore vivantes (microphytes, vibrions, etc.). Ces matières vivantes ou bien meurent au contact du liquide pathologique, ou bien elles vivent à ses dépens et cela en modifiant sa composition chimique (Nepveu). Le phénomène qui préside à cette modification est généralement un phénomène de désoxydation, qui aboutit à la transformation des sulfates en sulfures, transformation manifeste pour l'observateur qui, à l'ouverture de la collection, peut constater, par exemple, la présence de l'hydrogène sulfuré (Abernethy) qui recouvre les instruments d'argent d'une couche noirâtre de sulfure d'argent.

Les quelques observations que nous avons rapportées concordent avec cette manière de voir.

En résumé, la fétidité des abcès de cause externe est due, soit à la présence de matières organiques étrangères à l'économie, vivantes ou en voie de décomposition, soit au mélange du sang et du pus.

DEUXIÈME CLASSE.

Pathogénie de l'abcès fétide ayant son siége dans le voisinage d'organes producteurs de liquides ou de gaz.

On peut dire que d'une façon générale le pus provenant de ces abcès ne contient pas d'organismes inférieurs. Sa fétidité est due soit à des phénomènes d'osmose, les liquides et les gaz passant des cavités naturelles dans la cavité pathologique, soit, le parenchyme de l'organe sécréteur étant détruit dans une de ses parties, au mélange du liquide sécrété par la glande avec le pus.

Velpeau (1) explique la fétidité des abcès des gencives de la façon suivante.

« Au premier coup d'œil, dit-il, il semble tout simple que le pus qu'ils renferment ait une odeur fétide fortement prononcée, parce qu'on a l'habitude de considérer de pareils dépôts comme le résultat d'altérations des os, ce qui est généralement assez vrai, mais ce qui ne les empêche pas non plus d'être pour la plupart du temps séparés dans toute leur périphérie soit de la mâchoire, soit des dents, d'où il

(1) Velpeau. Loc. cit.

suit que cette odeur ne s'explique guère que par le contact de l'air qui de la bouche pénètre par imbibition jusqu'au liquide morbifique et réagit sur lui de manière à produire un travail chimique où àens dénaturer la composition. »

Velpeau signale en même temps l'odeur tout à fait différente dans les abcès de la bouche, du cou et de la poitrine.

Les abcès des gencives, des amygdales, de la voûte palatine, de la langue, du pharynx doivent leur fétidité à la même cause : les gaz qui circulent sans cesse dans les parties supérieures des appareils respiratoire et digestif.

La bouche contient des matières alimentaires en décomposition, des débris d'épithélium. Les liquides rejetés dans la bouche par les glandes salivaires agissent sur tous ces corps, et produisent ces gaz qui, traversant les tissus, vont infecter le pus des abcès voisins.

La fétidité des abcès de la région parotidienne a des causes analogues.

Nous avons vu que quand l'abcès était superficiel, il n'y avait pas de fétidité ; au contraire, lorsque l'abcès est profond, le pus contracte une odeur spéciale. Dans ce cas en effet la glande peut être atteinte, et non seulement il peut en résulter des troubles quantitatifs et qualitatifs dans ses sécrétions, mais celles-ci peuvent encore se mélanger au pus, soit indirectement en traversant les parois de la glande, soit directement, les culs-de-sac de celle-ci étant détruits; de plus, lorsque le pus arrive dans la bouche par le canal de Sténon, il peut contracter une mauvaise odeur au contact des matières alimentaires qui restent dans les interstices des dents : les gaz qui naissent contribueraient à la fétidité de l'abcès parotidien au même titre et pour les mêmes raisons que pour les abcès des gencives.

Quant aux abcès de l'abdomen et aux abcès voisins de l'anus, leur fétidité aurait la même pathogénie : transsudation de gaz et de liquides. C'est l'opinion de Chassaignac, de Velpeau et de tous les chirurgiens en général. Si des abcès non fétides ont été signalés au voisinage de l'anus, c'est que ceux-ci s'en trouvaient séparés soit par une épaisse couche de tissu cellulaire, soit par des muscles ou des aponévroses qui ne permettaient pas la transsudation des gaz intestinaux.

Dance (1) parlant de ces abcès, dit : « Il faut admettre que l'odeur fécale peut se transmettre à travers les parois intactes des intestins, soit par imbibition, soit par transsudation, *ce que favorise sans doute l'inflammation* qui se passe au voisinage de ces viscères. »

Pour Dance l'intensité de l'inflammation jouerait donc un rôle considérable dans la fétidité de ces abcès. Il faut encore tenir compte, comme pour ceux de la région parotidienne de leur profondeur. Les abcès de ces régions signalés comme non féti-

(1) Dance. Arch. gén. de méd., t. XXX, p. 152.

des, étaient généralement superficiels, ou avaient été ouverts de bonne heure.

Les abcès du médiastin, les épanchements pleurétiques purulents, peuvent devoir leur fétidité aux mêmes causes que les abcès précédents.

Quant aux abcès fétides idiopatiques de la glande mammaire,la pathogénie que leur a assigné Velpeau, a été critiquée par Chassaignac.

Nous reproduirons les quelques lignes que ce chirurgien a consacrées à ce sujet : « M. Velpeau, dit-il, a tenté d'expliquer la fétidité des abcès mammaires et la présences des gaz qu'ils contiennent par une circonstance analogue à celle qui produit la fétidité des collections purulentes situées au pourtour des cavités muqueuses. Il pense que le voisinage du poumon, lequel n'est quelquefois séparé du foyer que par une paroi thoracique amincie, a pu donner une odeur fétide au pus et provoquer par suite dans la poche un développement de gaz. Cette explication nous paraît plus ingénieuse que fondée. La présence des gaz dans le foyer purulent, est due selon nous à une gangrène partielle et à la décomposition consécutive du pus. Ce qui donne du poids à cette hypothèse, c'est ce qui se passe et ce que l'on peut observer tous les jours dans certains abcès des membres, abcès dans lesquels des décompositions semblables se font et des gaz se produisent qui donnent lieu à un véritable gargouillement. D'ailleurs, n'y a-t-il pas et M. Velpeau lui-même en cite des exemples, des abcès fétides du mamelon et de l'aréole? Or dans ces cas, la mamelle protège assez par son épaisseur le foyer contre toute influence exercée par le voisinage des poumons, pour qu'il ne soit pas possible d'invoquer l'explication admise par le savant professeur.

La présence de bourbillons sphacéliques dans le tissu mammaire ou périmammaire, telle est la cause la plus probable de la fétidité particulière et de la production des gaz, qu'on observe dans certains cas. »

Le passage des gaz du poumon dans la glande mammaire nous paraît impossible, mais nous ne croyons pas que le sphacèle soit la seule cause de la fétidité, qui pour nous viendrait aussi du lait et de la bouche de l'enfant.

Le lait contient de la caséine, des corps gras, du sucre qui, au contact des éléments du pus, peuvent donner naissance à des gaz. On peut admettre que les acides gras (acide butyrique, acide stéarique, etc.) sont mis en liberté.

Chez les femmes qui allaitent et qui ont des abcès fétides soit du mamelon, soit de la glande elle-même, nous croyons pouvoir aussi en attribuer la cause à l'état de la bouche de l'enfant lorsqu'elle contient des parasites ou des produits de fermentation lactique ou butyrique. Les gerçures, crevasses du mamelon étant fréquentes, on peut admettre qu'il se fait une sorte d'inoculation de produits fermentés, qui aboutirait à la production d'abcès fétides.

La fétidité des abcès voisins des organes génito-urinaires, qui exhalent généralement une odeur urineuse, serait due au passage des éléments de l'urine dans le pus. L'urée, produit de décomposition des matières azotées, peut donner naissance a l'ammoniaque. Cet ammoniaque est mis en liberté par le pus, il peut encore se former des sulfates et des sulfhydrates d'ammoniaque.

La fétidité de cette seconde classe d'abcès serait due, soit à la décomposition du pus (épanchements purulents de la plèvre), décomposition ayant pour cause l'intensité de l'inflammation et la rétention de cette humeur morbide ; soit au passage des gaz et des liquides dans la cavité purulente, soit simplement au mélange des liquides de l'économie (salive, lait, urine, etc.) avec le pus.

TROISIÈME CLASSE.

La Pathogénie des abcès qui constituent la 3e classe, c'est-à dire, ceux que l'on rencontre dans les maladies générales graves à forme aiguë dites infectieuses, peut prêter à bien des discussions relatives à l'infection purulente ou à l'infection putride. Bien des questions ont été soulevées à cet égard par des voix plus autorisées que la nôtre, nous rappellerons cependant quelques théories.

Dans l'observation VIII que nous avons rapportée, le pus n'ayant pas été examiné au microscope, nous ne pouvons dire s'il contenait des organismes inférieurs. Quoi qu'il en soit, nous croyons que l'état général de l'enfant à joué un grand rôle sur la production de la fétidité du dernier abcès.

« C'est du mauvais état de l'organisme, dit M. Jaccoud, que les formations inflammatoires tirent leurs propriétés nocives ; les malades s'infectent eux-mêmes par les produits qu'ils engendrent. »

Cette explication pourrait suffire au cas présent. Si le pus contenait des micro-organismes, comment auraient-ils pénétré ?

Admettrons-nous avec Béchamp qu'il existe dans les tissus des granulations moléculaires qui se développent et arrivent à l'état adulte lorsqu'elles rencontrent dans l'économie un milieu favorable à leur évolution? Dirons-nous, que ces micro-organismes pénètrent par la respiration et restent inactifs et inoffensifs tant qu'une modification des tissus ne se produit pas qui leur permette d'entrer en action? L'ouverture des premiers abcès a-t-elle permis la pénétration de parasites? Le pus des abcès, dit Chauvel (1), se montre souvent fétide, chez les sujets porteurs d'une plaie.

Dans le cas observé par Henri Smith et que nous avons rapporté (2), il est probable que le voisinage du poumon n'est pas la seule cause de fétidité de l'abcès du médiastin, la plaie de l'urèthre ne doit pas y être étrangère.

Nous regrettons que ces deux observations soient incomplètes, bien qu'elles nous donnent cependant un facteur important : le mauvais état de l'organisme caractérisé par des troubles digestifs (diarrhée fétide) et une fièvre intense.

Outre cette fièvre intense et le mauvais état des voies digestives, il est une cause qui paraît avoir la plus grande influence sur la production du pus fétide que l'on rencontre dans cette catégorie d'abcès. Nous voulons parler des bactéries.

Cette dernière idée est confirmée par les recherches de M. Nepveu qui, dans ses intéressants mé-

(1) Chauvel. Art. Septicémie. Dict. encyclopédique.
(2) V. p. 18.

moires de chirurgie a exposé un des premiers, d'une façon claire et précise, le rôle pathogénique des bactéries.

La bienveillance avec laquelle M. Nepveu nous a mis au courant de ses savantes recherches nous fait un devoir de le remercier ici.

Pour lui les bactéries jouent un rôle considérable dans la fétidité du pus. Les abcès chauds sous-cutanés dont le contenu a été en contact avec l'air extérieur à une époque donnée renferment le plus souvent des bactéries et sont fétides dans ces cas. Ici le mode d'entrée des bactéries s'explique facilement.

Toutefois, dit M. Nepveu, il peut arriver que des abcès primitivement sous-cutanés renferment des organismes et soient fétides, parce qu'il existe une altération du sang (fièvre typhoïde, pyémie). Pour lui, « les liquides septiques et les bactéries peuvent porter *dans les points faibles de l'économie* leur action spéciale et y faire naître de graves désordres. »

A l'appui de cette loi, M. Nepveu rapporte deux observations fort intéressantes prises dans le service de M. le professeur Verneuil.

Dans le premier cas, il s'agit d'un homme amputé de la jambe droite ; ce malade fut pris de fièvre après l'opération et se plaignit de violentes douleurs en un point du membre gauche, où l'on n'avait remarqué qu'une petite bosse sanguine sans importance. Cette bosse sanguine, dit M. Nepveu, *ce lieu de la moindre résistance*, contaminé par le poison septique qui circulait dans le sang, s'est rapidement abcédé. Le pus était fétide (communication orale).

Dans le second cas, il s'agit d'un homme atteint d'un anévrysme poplité, et se plaignant de vives douleurs dans le genou. Un vésicatoire est appliqué *loco dolenti*; la plaie qui en résulte s'enflamme légèrement, un ganglion s'engorge. L'anévrysme étant sur le point de se rompre, l'articulation devenant très douloureuse et se remplissant de liquide, M. Verneuil pratiqua l'amputation. Je trouvai, dit M. Nepveu, le liquide articulaire rempli de bactéries, la tumeur anévrysmale en contenait moins, le sang, pris au doigt, moins encore.

Le liquide provenant de l'articulation et de l'anévrysme était fétide (communication orale).

A l'appui de ces données, nous reproduisons une observation qu'un des internes de l'Hôtel-Dieu a recueillie dans le service de M. Le Fort, et a eu l'obligeance de nous communiquer.

OBSERVATION IX.

Abcès fétide du sein.

Alphonsine G..., 26 ans, ménagère, entre le 24 octobre 1882, salle Sainte-Marthe, n° 18. La malade, enceinte de huit mois et demi, au moment de son entrée, a eu une grossesse normale depuis le début. Vers le second mois, elle s'aperçut de l'inégalité de la tuméfaction des deux seins. Le sein droit est plus volumineux. Petit à petit le mamelon se rétracte.

La peau devient rosée à la partie supérieure ; on sent une tuméfaction dure et nettement isolée, au dire de la malade. Il n'y a rien au mamelon.

Lorsque la malade entre à l'Hôtel-Dieu, on constate, à la partie supérieure du sein droit, une tumeur résistante du volume d'une pomme, nettement circonscrite et ne faisant pas saillie sous la peau. On sent deux ganglions dans l'aisselle.

Le 25 octobre, une incision, faite dans la partie supérieure de la tumeur, donne issue à environ 200 grammes d'un pus grisâtre, séreux, *très fétide.*

Injection d'eau phéniquée au vingtième. Pansement de Lister. Petit drain.

Le pansement est renouvelé tous les deux jours. Il n'y a presque pas de suppuration. Au troisième pansement, le drain est ôté. La plaie se referme.

Aucun incident ne s'est produit du côté de l'utérus.

Le 8 novembre, on constate que la tumeur s'est reformée et est presque revenue à son volume antérieur. M. Le Fort déchire la cicatrice avec une sonde cannelée ; il sort environ 25 grammes d'une sérosité sans odeur. Pansement avec l'eau-de-vie camphrée.

Le 13, la malade passe dans le service de M. Hérard et accouche d'un garçon et meurt d'éclampsie le 22 novembre.

A cette époque, on ne sent pas trace d'abcès au milieu des lobes glandulaires,

M. Capitan ayant fait l'examen du pus, nous a remis la note suivante :

« Ce pus, examiné peu de temps après l'ouverture de l'abcès, présente une odeur horriblement fétide de putréfaction. Examiné avec object. 8 (Verick), il montre une quantité prodigieuse de microbes ; on peut y trouver toutes les formes possibles des coccus dont plusieurs sont accolés deux à deux, des baccilli mobiles de dimensions variées et un certain nombre de vibrions assez courts à mouvements rapides. On ne voit pas le vibrion de la septicémie de Pasteur. Les globules purulents sont en général granuleux, fort altérés. En somme, on a là absolument l'aspect que présente toute substance animale en pleine putréfaction. »

Cette observation présente un point très intéressant : ou n'a pu trouver la porte d'entrée des organismes inférieurs.

Dans les abcès fétides de la morve et du farcin, Kiener a trouvé des bactéries.

Birch-Hirschfeld (1876) constata le premier des bactéries dans les infarctus hémorrhagiques de la peau, du poumon, de la rate, des reins, consécutifs a une endocardite ulcéreuse.

Dans l'abcès fétide survenu chez un typhique, et dont nous rapportons l'observation, on a trouvé des micro-organismes.

Coze et Feltz ont signalé dans le pus de la variole le bactérium termo.

Dans les suites de couches pathologiques, Doleris (1) constate la présence d'organismes inférieurs. Ceux-ci ont été également signalés dans l'érysipèle et, en un mot, dans presque toutes les maladies infectieuses.

Il serait donc permis de conclure, d'après ces quelques données, que la fétidité des abcès que l'on rencontre dans cette catégorie de maladies, aurait pour cause la présence des germes dans le pus.

Nous ne croyons pas, en effet, qu'il y ait là une simple coïncidence, une simple simultanéité, mais un rapport de cause à effet.

Le germe, telle serait la cause de la fétidité du pus, non seulement parce que les phénomènes généraux auxquels il donne lieu sont une cause puissante d'affaiblissement pour l'organisme, mais encore parce qu'il agirait directement sur la composition chimique du pus, il favoriserait sa putréfaction. Comment ? Y-a-t-il un simple phénomène de désoxydation, qui aboutirait à la transformation de sulfates en sulfures, ou d'autres phénomènes. Nous laissons à plus habiles que nous le soin de résoudre ce problème. Nous nous bornons simplement à la constatation du fait.

Nous croyons devoir rapprocher de cette classe d'abcès, certaines collections purulentes ayant leur point de départ dans le tissu osseux, et signalées

(1) Doléris, th. Paris, 1881.

comme fétides par Dupuytren (1), Chassaignac et et Shwartz (2).

Pour M. le professeur Gosselin, cette fétidité serait due à la combinaison de la graisse avec les matières albuminoïdes et le sang épanché.

N'ayant pas d'observations à produire à ce sujet, nous dirons que les bactéries ne sont probablement pas étrangères à cette fétidité.

L'aspect typhique des malades atteints d'ostéite épiphysaire, par exemple, est peut-être une preuve de ce que nous avançons.

(1) Dupuytren. Art. Abcès. Dict.. de méd. et de chir. pratiques.

(2) Schwatrz. De l'ostéomyélite putride. Mémoire à l'Académie de médecine. Paris, 1871.

QUATRIÈME CLASSE.

La fétidité des abcès que l'on rencontre dans les maladies générales revêtant la forme chronique paraît avoir pour cause la gangrène qui se produit rapidement au milieu de tissus qui ont perdu de leur résistance vitale.

On connaît les travaux de M. le professeur Verneuil relatifs à l'influence du diabète et de l'alcoolisme sur le traumatisme. Dans ces cas, les plaies ont un caractère de gravité particulière, leur réparation étant fort longue parce que la vitalité de l'organisme est profondément affaiblie.

Pour expliquer la fétidité de cette catégorie d'abcès, nous dirons que l'inflammation, tout en produisant le pus, et bien qu'elle soit parfois peu intense, n'en produit pas moins la mortification de tissus dans lesquels elle siège. Cette mortification, on peut la désigner sous le nom de *gangrène moléculaire.*

Ces éléments sphacélés se mélangeant au pus, modifieraient sa constitution chimique, modification qui aboutirait à la production de gaz fétides, de gaz de gangrène.

Les scrofuleux, les tuberculeux, les diabétiques

seraient donc exposés à avoir des abcès fétides, leurs maladies ayant pour cause, ainsi que l'a démontré M. le professeur Bouchard (1), le ralentissement de la nutrition.

Les tissus de ces malades, en vertu de leur « moindre résistance », sont aptes à se gangrener rapidement; on sait, en effet, que chez eux des pressions permanentes, même très légères, suffisent à produire des eschares.

Les tissus des cachectiques, anémiés par de longues souffrances, présentent les mêmes propriétés. La fétidité du pus que Delpech a rencontrée chez ces malades serait aussi une fétidité de gangrène.

(1) Bouchard. Maladies par ralentissement de la nutrition. Paris, 1882.

CONCLUSIONS

Nous terminerons cette seconde partie en résumant les causes de la fétidité du pus, ou, si l'on veut, la fétidité se manifestant par les gaz, nous rappellerons les causes productrices de ces gaz.

Nous croyons pouvoir les ranger sous quatre chefs :

1° Le pus se décompose spontanément à cause de l'intensité de l'inflammation, de sa rétention dans une cavité et du mauvais état de l'organisme : épanchements pleuraux. — Abcès des scrofuleux, des tuberculeux ;

2° Les gaz naissent sous l'influence du mélange du pus avec les liquides de l'économie (sang, lait, salive, urine). — Abcès hématiques, abcès parotidiens, abcès de la glande mammaire ;

3° Les gaz fétides passent d'une cavité naturelle dans une cavité pathologique. — Abcès de la bouche, de l'anus ;

4° Les gaz naissent sous l'influence des organismes inférieurs.

Cette dernière cause, dans l'état actuel de la science, paraîtrait jouer le plus grand rôle.

TROISIÈME PARTIE

Du pus fétide.

> Le pus le meilleur est blanc, homogène, uni et exempt de toute mauvaise odeur; le pus mauvais est celui qui offre les propriétés contraires.
> HIPPOCRATE.

Par lui même, le pus n'est pas fétide; il a une odeur fade; de plus, la fétidité est très variée, les odeurs que l'on peut rencontrer sont le plus souvent : l'odeur aigre, l'odeur alliacée, l'odeur fécaloïde, l'odeur urineuse, l'odeur gangréneuse.

Cette grande variété d'odeurs a pour cause la grande variété des corps simples ou composés, gazeux, liquides ou solides qui entrent dans la constitution de l'organisme, et la composition chimique du pus qui se trouve placé comme intermédiaire entre les produits qui peuvent encore vivre et les tissus morts.

Avant d'exposer les propriétés du pus fétide, nous rappellerons brièvement celles du pus de bonne nature.

Il est formé de deux parties distinctes : les globules et le sérum.

Les globules contiennent du fer, de la cholestérine, de la séroline, de l'oléine, de la margarine, de la stéarine, de l'albumine et du soufre.

Le sérum est constitué par de l'eau, du chlorure de sodium, des phosphates de soude, de chaux, de magnésie, des sulfates et des carbonates de soude et de potasse, de la leucine, de la séroline, de la cholestérine, des corps gras et des savons, de la graisse phosphorée cristalline ou lécithine, de l'albumine.

L'alcalinité de cette humeur serait due, pour Gueterbock, à l'acide pyique ; pour Bœdeker, à l'acide chlorrhodinique.

Lorsque le pus s'altère, l'altération, d'après M. Robin (1), porterait d'abord sur les matières albuminoïdes. Il se forme de l'hydrogène sulfuré, des sulfhydrates et des carbonates d'ammoniaque et de l'hydrogène phosphoré.

Si l'on examine le pus fétide au microscope, on constate que les leucocytes sont gonflés, pâles, peu nombreux ; quelquefois ils ont complètement disparu et le sérum ne renferme plus que des granulations moléculaires.

Ihlder (2) ayant examiné du pus fétide provenant d'un abcès alvéolaire de la mâchoire supérieure, y signale des micrococcus, des bactéries, des zoogloées, enfin de petites algues.

(1) Robin. Leçons sur les humeurs. Paris, 1859.

(2) Ihilder. Centralblatt f. med. Vissenchf, n° 22, p. 386, 1877.

Davaine (1) a donné une classification des germes trouvés dans le pus.

Il nous reste à dire quelques mots de l'action du pus fétide sur l'économie.

D'après M. Robin (2), on rencontrerait du sulfhydrate d'ammoniaque dans l'urine. La fièvre deviendrait plus intense au moment du passage des gaz fétides de l'abcès dans le sang. Le malade exhalerait alors une odeur fétide.

Ces données générales étant établies, nous terminerons ces considérations sur le pus fétide par quelques expériences qui ont été faites à notre intention par M. Charrin, préparateur au Laboratoire de pathologie générale de la Faculté.

Parmi les nombreux observateurs qui se sont occupés des organismes inférieurs, nous devons citer tout d'abord M. Pasteur qui, dans une série de communications à l'Académie de médecine (1877-78-79), a signalé la présence dans le pus de deux vibrions principaux : l'un, le *vibrion pyogénique* producteur du pus; l'autre, le *vibrion septique* producteur de la septicémie et cause des accidents qu'elle amène. Nous rappelons aussi que M. Nepveu avait trouvé des microphytes dans le liquide putride qui s'est écoulé d'un abcès : nous en avons rapporté l'histoire clinique.

On a beaucoup discuté pour savoir à quelle classe d'organismes inférieurs appartenaient ces vibrions;

(1) Davaine. Art. Bactérie. In Dict. encyclopédique.
(2) Robin. Loc. cit.

on a cherché à déterminer leur caractère en les fixant aux moyen de réactifs spéciaux (acide osmique, chlorhydrate de méthylaniline).

On a étudié leur mode de production ou de pénétration dans le sang, leur mode de vitalité (Aérobie, Anaérobie) ; toutes ces questions sont à l'ordre du jour, aussi comprendra-t-on sans peine que nous n'abordions pas ces problèmes difficiles. Il nous suffira de dire qu'en examinant du pus, recueilli avec toutes les précautions désirables après l'ouverture d'un abcès, on trouve dans ce liquide des vibrions. Nous avons pu les observer nous-même dans plusieurs cas et en particulier dans le suivant.

OBSERVATION X.

(Communiquée par notre ami, M. Launois interne des hôpitaux.)

Abcès de la région latérale du cou.

Victor P..., jeune homme de 23 ans, assez vigoureux, n'ayant jamais été malade dans son enfance, entre à l'hôpital Necker (salle Saint-Pierre, service de M. Trélat, suppléé par M. Bouilly), le 4 septembre 1882. Il s'est aperçu, il y a trois semaines, d'un peu de douleur au côté droit du cou. Bientôt il remarqua l'existence d'un furoncle qui, à la suite d'applications émolientes (cataplasmes, pommades), s'ouvrit spontanément. Au bout de deux jours, la sécrétion se tarit et il resta une induration assez étendue, et toujours un peu douloureuse.

Bientôt surviennent des accidents généraux fébriles; céphalalgie, fièvre, insomnie. La tuméfaction s'est ramollie et forme une masse fluctuante du volume d'un œuf de poule.

La collection purulente est ouverte avec les précautions antiseptiques les plus rigoureuses, le vaporisateur rapproché du malade enveloppe le cou d'une atmosphère phéniquée. Un tube à culture est introduit dans la cavité au moment de l'écoulement du pus, qui sort sans répandre d'odeur.

M. Charrin ayant examiné ce pus y trouve des microbes arrondis et doués de mouvements.

Le pus fétide contient aussi des microbes, mais ils sont beaucoup plus nombreux que dans le pus de bonne nature; c'est ce que M. Nepveu a établi par ses recherches, et c'est ce que M. Charrin a pu constater plusieurs fois dans du pus provenant d'abcès fétides que nous l'avons prié d'examiner.

Nous lui avons remis du pus fétide recueilli comme dans le cas précédent avec toutes les précautions possibles et provenant d'un enfant dont nous devons l'histoire clinique à M. Launois, histoire que nous résumons.

X..., 11 ans, est soigné dans le service de M. Archambault suppléé par M. Jean, à l'hôpital des Enfants-Malades, pour une fièvre typhoïde à forme ataxo-adynamique. Pendant la convalescence, on a observé la formation d'eschares très étendues au sacrum et la formation d'une série d'abcès, occupant surtout les membres et présentant tous les mêmes caractères. Le pus qui s'en écoule, incision faite, est séro-sanguinolent ; il contient des caillots noirâtres et répand une odeur infecte. Dix environs de ces collections purulentes ont été ouvertes et dans tous les cas, elles présentent la même fétidité. Il s'agissait probablement d'abcès consécuttifs à des ruptures musculaires.

Ce liquide aspiré dans un tube qui a séjourné pendant longtemps dans l'étuve, à 140°, a été examiné après son mélange avec le bouillon Liebig et on a constaté (oculaire 3, objectif 7, de Hartnach) la présence de microbes en très grand nombre. Il a servi ensuite à ensemencer plusieurs ballons. Ceux-ci ont été placés, comme on le fait d'ordinaire, dans l'étuve à 38°, et on a constaté que l'ensemencement avait donné des résultats au bout de six jours,

Quelques gouttes d'un liquide de la quatrième culture ont été inoculées à deux lapins, le 5 septembre 1882. Le premier lapin a succombé au bout de quatre jours, et le second au bout de six jours.

Dès le deuxième jour, on constata, chez chacun de ces animaux un gonflement de la région où l'inoculation avait été faite, et bientôt la formation d'un abcès volumineux contenant un pus fétide, renfermant aussi des microbes. Nous devons dire cependant que la fétidité de ces abcès n'était pas aussi accentuée que celle du pus ayant servi de base à l'expérience.

Des injections du même bouillon, chimiquement pur, ont été faites à plusieurs lapins, et n'ont donné aucun résultat.

Nous aurions désiré augmenter le nombre de ces expériences, mais nous ne pouvions abuser plus longtemps de la complaisance de M. Charrin, que nous tenons à remercier ici très sincèrement.

Notre rôle a été celui d'un spectateur, il ne pouvait en être autrement, on sait, en effet, que ce genre d'études nécessite un matériel très complexe et une expérimentation particulière.

On pourra refaire ces cultures et démontrer par là l'exactitude de nos observations.

Nous croyons donc pouvoir conclure :

1° Que dans le pus fétide il existe des microbes en grand nombre ;

2° Que l'existence de ces microbes peut jouer un rôle considérable dans la production de la fétidité ;

3° Qu'il y aurait un microbe spécial désigné par M. Pasteur sous le nom de microbe de la septicémie.

INDEX BIBLIOGRAPHIQUE

BALL et KRISHABER.. — Art. Cerveau. In Dict. encyclopédique.
BÉRARD. — Art. Pus. In Dict. en 30 volumes.
BOUCHARD. — Maladies par ralentissement de la nutrition. Paris, 1882.
COUVREUR. — Des abcès hématiques. Th. Paris, 1861.
CHASSAIGNAC. — Traité de la suppuration. Paris, 1859.
CHAUVEL. — Art. Abcès. In Dict encyclopédique.
DANCE. — Art. Abcès. In Dict. en 30 volumes.
— Mémoire sur l'odeur fétide et stercorale que présentent certains abcès développés dans la paroi abdominale. In Arch. gén. de méd., 1832, t. XXX, p. 152.
DAVAINE. — Art. Bactérie. In Dict. encyclopédique.
DELORE. — Quelques recherches sur le pus. Th. Paris, 1854
DELPECH. — De la suppuration, sa source et ses conséquences.
DOMEC. — De l'infection purulente sans plaies exposées. Paris, 1877.
DUPUYTREN. — Art. Pus. Dict. de méd. et de chir. pratiques.
GUYON. — Art. Abdomen. In. Dict. encyclopédique.
HAYEM. — Revue des sciences médicales, 1877-78-79.
HEURTAUX. — Art. Inflammation. Nouveau Dict. de méd. et de chirur. pratiques.
KIENER et CHRISTOT. — Art. Morve et Farcin. In Dict. encyclop.
LAUGIER. — Art. Abcès. In Nouveau Dict. de méd. et de chir. prat.
MATHIAS DUVAL et LEREBOULLET. — Manuel du microscope. Paris, 1877.
NEPVEU. — Mémoires de chirurgie. Paris, 1880.
— Des bactériens et de leur rôle physiologique. Revue de Hayem, t. XI et XII.
RAIGE-DELORME. — Art. Abcès. In Dict. encyclopédique.
ROUX et BÉRARD. — Art. Abcès. In Dict. en 30 volumes.
ROBIN. — Leçons sur les humeurs. Paris, 1874.
VELPEAU. — De la contusion. Th. Paris, 1833.
— Traité des maladies du sein. Paris, 1858.
— Clinique chirurgicale, t. III, p. 374.

Paris. — Typ. A. PARENT, rue Monsieur-le-Prince, 31,
A. DAVY, successeur.

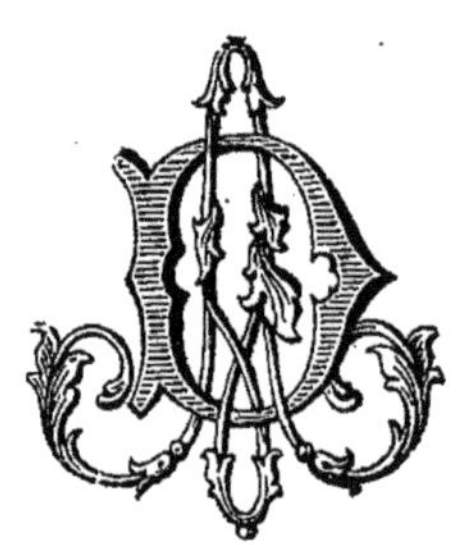

www.ingramcontent.com/pod-product-compliance
Ingram Content Group UK Ltd.
Pitfield, Milton Keynes, MK11 3LW, UK
UKHW020423230726
13925UKWH00004B/1577

9 782014 063929